BEI GRIN MACHT SICH IHR WISSEN BEZAHLT

AF143987

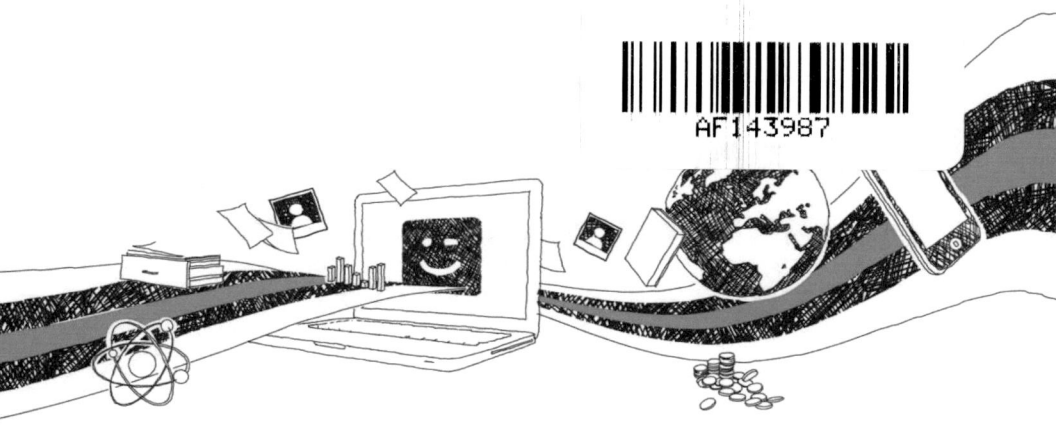

- Wir veröffentlichen Ihre Hausarbeit,
  Bachelor- und Masterarbeit

- Ihr eigenes eBook und Buch -
  weltweit in allen wichtigen Shops

- Verdienen Sie an jedem Verkauf

Jetzt bei www.GRIN.com hochladen und kostenlos publizieren

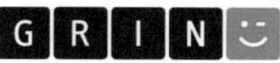

Pathophysiologie der Ernährungsmedizin. Ernährungsassoziierte Erkrankungen an ausgewählten Fallbeispielen

Marcel Melchers

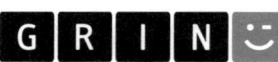

Bibliografische Information der Deutschen Nationalbibliothek:

Die Deutsche Nationalbibliothek verzeichnet diese Publikation in der Deutschen Nationalbibliografie; detaillierte bibliografische Daten sind im Internet über http://dnb.d-nb.de abrufbar.

ISBN: 9783346892577
Dieses Buch ist auch als E-Book erhältlich.

© GRIN Publishing GmbH
Trappentreustraße 1
80339 München

Druck und Bindung: Books on Demand GmbH, Norderstedt Germany
Gedruckt auf säurefreiem Papier aus verantwortungsvollen Quellen

Das Buch bei GRIN: https://www.grin.com/document/1364771

IU Internationale Hochschule
Fernstudium

Bachelor of Science Ernährungswissenschaften

Hausarbeit

DLBEWPPE02 – Pathophysiologie der Ernährung/ Ernährungsmedizin II

Titel

Ernährungsassoziierte Erkrankungen anhand eines ausgewählten Fallbeispiels, Fallstudie 1, Herr K.

Vorgelegt am: 14.01.2023

Inhaltsverzeichnis

I.   Abkürzungsverzeichnis

BMI -   Body- Mass- Index

D-A-CH -   (D) Deutschland, (A) Österreich, (CH) Schweiz

DAG -   Deutsche Adipositas Gesellschaft

DDG -   Deutsche Diabetes Gesellschaft e.V.

DGE -   Deutsche Gesellschaft für Ernährung e.V.

ESC -   European Society of Cardiology

HDL -   High Density Lipoprotein

Kg/m² -   Kilogramm pro Quadratmeter

LDL –   Low Density Lipoprotein

LEKuP -   Leitfaden Ernährungstherapie in Klinik und Praxis

mg/dl -   Milligramm pro Deziliter

mmHg -   Millimeter- Quecksilbersäule

mmol/L -   Millimol pro Liter

PAL –   Physical Aktivity Level

SCORE -   Systematic coronary risk evaluation

II.   Tabellenverzeichnis

1 Einleitung

1.1 Ziel dieser Fallstudie

Für Herrn K., der in dieser Fallstudie vorgestellt wird, soll unter anderem mithilfe einer Ernährungsberatung Möglichkeiten einer Umstellung seiner persönlichen Lebens- beziehungsweise Verhaltensweise gezeigt werden. Dabei sollen ihm Möglichkeiten aufgezeigt werden, mit denen er seinen derzeitigen Lebensstil positiv beeinflussen kann und somit gesünder leben kann. Hierfür wird Herr K. sich einer ausführlichen Anamnese seines Hausarztes sowie einer weiteren Beratung durch einen Ernährungsberater unterziehen. Fehlende laborchemische Parameter werden vom überweisenden Arzt sowie der Ernährungsberatung angefordert und thematisiert. Der gesundheitliche Zustand des Herrn K. wird untersucht und möglichst genau bewertet.

Es wird ein passendes, auf Herrn K. zugeschnittenes, Therapiekonzept ausgewählt was eine Ernährungsempfehlung und einen Beispielhaften 1- tägigen- Ernährungsplan beinhaltet. Zudem wird in dieser Fallstudie das metabolische Syndrom thematisiert. Dabei werden die Symptome des Syndroms aufgezeigt und welche gesundheitlichen Gefahren sich am Beispiel des Herrn K. daraus ergeben. Zum Schluss werden noch Möglichkeiten aufgezeigt, wie Herr K. seinen Lebensstil durch Modifikation verbessern und somit seine Lebensqualität wieder deutlich verbessern kann.

1.2 Darstellung der Situation

Herr K., 48 Jahre alt, 1,72m groß und 103 kg schwer, Raucher (20 Zigaretten pro Tag), hat eine hauptsächlich sitzende Tätigkeit von 8-10 Stunden in einem Softwareunternehmen.

Ihn plagten Müdigkeit und Erschöpfung sowie häufige Kopfschmerzen und angeschwollene Beine unterhalb der Knie. Aufgrund dieser Anzeichen holte Herr K. sich Rat bei seinem Arzt. Hierbei wurden auf Grund weiterer Untersuchungsergebnisse zusätzliche gesundheitliche Auffälligkeiten festgestellt.

Bei Herr K. wurde ein erhöhter Blutdruck mit 140/ 95 mmHg (Millimeter Quecksilbersäule), erhöhte Triglycerid Werte von 2,0 mmol/L (Millimol pro Liter) und einen erhöhten Taillenumfang. Seine Herz- und Lungenfunktion sind unauffällig.

Aufgrund seines Übergewichts und dem erhöhten Taillenumfang stuft sein Arzt ihn als adipös ein. Bei der Familienanamnese stellte der Arzt fest das der Vater von Herr K. Typ 2 Diabetiker ist, seine Mutter früh an einem Herzinfarkt starb und sein jüngerer Bruder an hohem Blutdruck leidet. Nach der Auswertung der Untersuchungsergebnisse empfiehlt ihm der Arzt eine Ernährungsumstellung und überwies ihn an eine Ernährungsberatung.

1.3 Metabolisches Syndrom

Das metabolische Syndrom ist eine Bezeichnung für verschieden Krankheiten, die mit dem Herz- Kreislauf- System zusammenhängen. Der Begriff „metabolisch" kommt aus dem Griechischen und bedeutet stoffwechselbedingt und ein Syndrom umfasst das gleichzeitige Auftreten mehrerer Symptome (Berufsverband Deutscher Internistinnen und Internisten [BDI] e.V., 2022).

Das Metabolische Syndrom wird manchmal auch unter dem Namen „Syndrom X" oder auch „Reaven- Syndrom" aufgeführt. Die Faktoren, die mit diesem Syndrom auftreten erhöhen die Sterblichkeit der Betroffenen wodurch sie auch als „tödliches Quartett" bezeichnet werden (ebd.).

Beim Vorkommen von mindestens drei der fünf folgenden Faktoren wie Adipositas mit erhöhtem Taillenumfang, Glucose Intoleranz, Hypertonie, Dyslipidämie oder niedrige HDL- Cholesterol (eng.

High-density lipoprotein) Konzentrationen wird vom Metabolischen Syndrom ausgegangen (Hauner, 2015, S.123).

Der größte und wichtigste Risikofaktor ist Übergewicht mit erhöhtem abdominalem Fettgewebe, was mit einer Insulinresistenz einhergeht (ebd., S.125).

Weitere Risikofaktoren wären geringe körperliche Aktivität, hohes Lebensalter, erhöhter Blutdruck (> 140/ 90 mmHg), erhöhte Triglycerid Konzentration (> 150 mg/dl) sowie chronischer Stress. Es besteht aber auch ein erhöhtes Risiko für das metabolische Syndrom, wenn bei der familiären Anamnese Diabetes mellitus Typ 2 oder auch Hypertonie Erkrankungen vorliegen (ebd., S.125).

Das wichtigste Ziel bei der Behandlung des metabolischen Syndroms ist es Folgekrankheiten zu verhindern. Diese Maßnahmen fangen schon mit einer Umstellung der Lebens- sowie Ernährungsgewohnheiten an und können dadurch schon zu wesentlichen Verbesserungen führen (BDI, 2022).

Da die meisten Erkrankungen auf eine Auswirkung eines ungesunden Lebensstils hindeuten mit wenig körperlicher Aktivität sowie eine zusätzliche Überernährung, spricht man auch häufig von Wohlstandskrankheiten (ebd.).

 Für Deutschland gibt es aus Querschnittsstudien nur wenig Daten zu der Prävalenz des metabolischen Syndroms. Bei Erwachsenen von 18-99 Jahren lag die Häufigkeit bei 19,8 %- 23,8 %. Dennoch liegt die Prävalenz im Alter von 50- 70 Jahren bei 40% ein metabolisches Syndrom zu entwickeln (Hauner, 2015, S.125).

2   Ernährungsanamnese

Die Basis einer Ernährungsberatung ist die Anamnese durch Fragebögen oder auch Ernährungsprotokolle. Dabei erhält der Ernährungsberater einen Einblick in das Essverhalten des Patienten (Groeneveld, 2019).

Dadurch, dass das Ernährungs- sowie Essverhalten sehr komplex ist, wird zwischen einem offenen und einem verdeckten Essverhalten unterschieden. Das offene Essverhalten umfasst die Auswahl der Lebensmittel sowie die Häufigkeit der Mahlzeiten. Das verdeckte Essverhalten hingegen ist nicht direkt beobachtbar. Es umfasst die aktivierenden Prozesse wie Motiv, Emotionen und auch die Einstellung und Vorgänge wie Wissen und Verstehen (ebd.).

Weitere wichtige Informationen, um Herrn K. richtig beraten zu können, sind seine anthropometrischen Daten wie Körpergröße, Gewicht, Geschlecht und sein Alter. Angaben über Erkrankungen sowie Allergien müssen auch für eine professionelle Beratung angeben werden sowie die anamnestischen Informationen, die durch den überweisenden Arzt festgestellt wurden (Seifried, 2020).

2.1   Anamnese des Herr K.

Nach einer ausführlichen Anamnese nahm der Arzt folgende Untersuchungen vor:

- Blutdruckmessung
- Messung der Herzfrequenz
- Messung der Lungenfunktion
- Messung der Triglycerid- Werte.

Anschließend wurde Herr K. zu einer Fachkraft für Ernährung überwiesen. Hier wurden noch, zusätzlich zu den vorhandenen Daten, das Ernährungsverhalten sowie seine körperlichen Aktivitäten untersucht. Aufgrund der vorliegenden Daten wurde beschlossen weitere laborchemische Parameter zu bestimmen, damit eine bessere Einschätzung der kardiovaskulären Risikofaktoren vorgenommen werden kann.

Tabelle 1: Anamnesebogen des Herrn K.

Anamnesebogen des Herr K.	
Allgemeine Angaben zur Person:	
Name:	Herr K.
Alter:	48 Jahre
Geschlecht:	Männlich
Beruf:	Softwareunternehmen
Körperliche Untersuchung:	
Körpergröße:	1,72m
Körpergewicht:	103 kg
Taillenumfang:	erhöht
BMI (kg/m2):	34,82
Blutdruck:	140/95 mmHg
Herzfunktion:	normal
Lungenfunktion:	normal
Triglyceride:	2,0 mmol/L
Grund der Untersuchung:	
Fühlt sich häufig matt und müde. Häufige Kopfschmerzen und angeschwollene Beine unterhalb der Knie.	
Ernährungsverhalten:	Unregelmäßig, wenn dann größere Mengen
Bewegung und Sport:	Sitzenden berufliche Tätigkeit (8-10 h), sonst sportlich inaktiv.
Tabakkonsum:	Bis zu 20 Zigaretten am Tag
Alkohol:	Zum Abendessen meist 3 Bier

Quelle: Eigene Darstellung

2.1.1 SCORE- System: Systematische Bewertung des Koronarrisikos

Um das kardiovaskuläre Risiko zu berechnen, gibt es eine ganze Reihe an Risikorechner zum Beispiel den Framingham- score oder auch den Procam- score. Da aber in alle diesen Rechnern unterschiedliche Wichtungen eingehen würde bei ein und demselben Patienten unterschiedliche Risikoeinstufungen entstehen (Silber, 2022, S.33).

Entsprechend der neuen ESC- Leitlinien (eng. European Society of Cardiology) wird hier auf das Score- System (eng. systematic coronary risk evaluation) eingegangen, das bei scheinbar gesunden Personen mit mindestens einem kardiovaskulären Risikofaktor, im Verlauf der nächstens 10 Jahre ein fatales oder nicht fatales Ereignis zu erleiden, berechnet werden kann. Der Risikokalkulator wurde überarbeitet und heißt nun SCORE2 (ebd., S.33).

Folgende Parameter werden benötigt, um eine Berechnung mit dem SCORE2 vorzunehmen:

- Alter
- Geschlecht
- Nikotinkonsum
- systolischer Blutdruck
- Gesamt-, HDL- und LDL- Cholesterin (eng. Low density Lipoprotein).

3

Die noch fehlenden laborchemischen Parameter, die für eine vollständige Beurteilung möglicher kardiovaskulärer Erkrankungen fehlen, werden noch nachträglich vom Arzt angefordert.

2.2 Fehlende laborchemische Parameter

2.2.1 Gesamt-, HDL- und LDL-Cholesterin
Der Höhe des Gesamt- sowie LDL-Cholesterinspiegels wird ein hohes Risiko für Atherosklerose zugesprochen. Besonders problematisch zu kennzeichnen sind hohe LDL- Werte und niedrige HDL- Werte. Zudem besteht ein hohes kardiovaskuläres Risiko, wenn der Quotient Gesamtcholesterin / HDL- Cholesterol bei einem Wert > 5 liegt (Hahn et al., 2016, S.844).

2.2.2 Serumharnsäure
Hyperurikämie, welche mit einem erhöhten Harnsäurespiegel im Blut bezeichnet wird und sich später zu einer Gicht entwickeln kann, stehen ebenfalls im Zusammenhang mit dem metabolischen Syndrom (Elmadfa, 2020, S.674).

Mögliche Ursachen einer Gicht sowie einer Hyperurikämie sind die Aufnahme von hohen Purinmengen z.B. über die Nahrung in Form von Fleisch, Innereien oder auch verarbeitete Fleischwaren. Außerdem weisen einige alkoholische Getränke einen hohen Puringehalt auf. Dazu zählt vor allem Bier. Zusätzlich hemmt der Alkoholkonsum die renale Harnsäure Ausscheidung (ebd., S.674-675).

Zur Ermittlung einer Hyperurikämie oder einer möglichen Gicht wird der Harnsäurespiegel mittels einer Blutuntersuchung ermittelt.

2.2.3 Albumin
Bei Albumin handelt es sich um ein Protein, was nur in sehr geringen Mengen im Urin vorkommt. Sollten erhöhten Werte von Albumin im Urin vorhanden sein, könnte dies ein Anzeichen für eine Nierenschädigung sein. Meistens tritt die Albuminurie mit Bluthochdruck verbunden auf und weist auf eine beginnende Nierenschädigung bei Diabettes hin (Diabetes- Deutschland, 2019).

Bei einer Albuminausscheidung von 30- 300mg / 24 stunden wird von einer Mikroalbuminurie gesprochen und Werte von über 300mg werden als Makroalbuminurie oder auch als Proteinurie bezeichnet (ebd.).

Aufgrund der familiären Anamnese und des bestehenden erhöhten Blutdruckes von Herrn K., wird eine Messung des Albumins im Urin veranlasst, um mögliche Nierenschädigungen auszuschließen bzw. diese schnellstmöglich zu behandeln.

2.2.4 Nüchternblutzucker, HbA1c-Wert und oraler Glucose Toleranztest
Der Nüchternwert des Blutzuckers wird zur Diagnose einer Diabetes herangezogen. Laut der Deutschen Diabettes Gesellschaft (DDG) gelten folgende Blutzuckerwerte als normal:

- Nüchternblutzucker 70-100 mg/dl oder < 5,6 mmol/L (Diabetes.Help., 2021).

Eine mögliche Diabettes oder auch ein Prädiabettes liegt bei Werten vor:

- Nüchternblutzucker 100-126 mg/dl oder 5,6-7,0 mmol/L. Von einem Diabettes mellitus wird ausgegangen, wenn mindestens zwei Testwerte von > 126 mg/dl oder 7,0 mmol/L vorliegen (ebd.).

Beim oralen Glucose Toleranztest (oGTt) wird geprüft, wie der Organismus auf eine Glucosebelastung reagiert. Dabei wird vor der Blutabnahme eine Glucoselösung verabreicht. Dies wird meistens erst angewendet, wenn erhöhte Nüchternblutzuckerwerte vorliegen (ebd.).

Typisch ist bei einem Diabettes mellitus Typ 2 in der frühen Phase der Krankheit normale oder überhöhte Insulinspiegel und in der Spätphase ein Insulinmangel vorliegt (Elmadfa, 2020, S.665).

Um zu bestimmen ob oder wie lange eine diabetische Stoffwechsellage vorliegt, wird der HbA1c-Wert (glykosyliertes Hämoglobin) bestimmt. HbA1c dient als Langzeitparameter der letzten 1-2 Monate. HbA1c liegt bei Stoffwechselgesunden im Bereich von 5% und bei Diabetikern bei Werten um die 6,5- 7 % (ebd., S.665).

2.2.5 Blutkreatininwerte
Übergewicht oder auch Adipositas kann die Nierenfunktion negativ beeinflussen. Dies passiert unabhängig von den typischen Begleiterkrankungen wie Hypertonie oder auch Diabetes mellitus Typ 2. Erste Anzeichen einer Nierenbeeinträchtigung können erhöhte Kreatininwerte im Blut oder auch Proteinausscheidungen im Urin sein (Universitätsmedizin Leipzig, 2014).

2.3 Befund des Herr K. nach der Anamnese
Anhand der vorliegenden Daten wird Herr K. in die Kategorie Adipositas Grad 1 eingestuft mit einem BMI (eng. Body-Mass-Index) von 34,8 kg/m2. Das Risiko für Folgeerkrankungen ist bei diesem Grad erhöht (Berg et al., 2014, S.15). Adipositas wird als eine über das Normalmaß hinausgehende Erhöhung des Körperfetts definiert und wird mithilfe des Body-Mass-Index berechnet. Neben dem BMI ist noch das Fettverteilmuster ausschlaggebend für das Kardiovaskuläre Gesundheitsrisiko (ebd., S.15).

Zur Beurteilung des viszeralen Fettdepots wird der Taillenumfang herangezogen. Dieser ist beim Herrn K. ebenfalls erhöht, was auf eine abdominelle Adipositas hindeutet. Zusätzlich kann sich bei einem erhöhten Taillenumfang das Risiko für metabolische sowie kardiovaskuläre Komplikationen erhöhen (ebd., S.15). Neben diesen Ursachen ist Adipositas mit einer Reihe von Faktoren assoziiert die als ursächlich angesehen werden, wie Bewegungsmangel, Fehlernährung, Schlafmangel, Stress, depressive Erkrankungen oder auch familiäre Dispositionen (ebd., S.17).

Aufgrund der erhöhten Blutdruckwerte von Herrn K. mit systolisch 140 mmHg und diastolisch 95 mmHg, könnte man auf eine Begleiterkrankung der Adipositas mit erhöhtem abdominellem Fettgewebe schließen. Das bedeutet, dass der Blutdruck regelmäßig überprüft werden muss. Dies kann durch Messung mit einem privaten Blutdruckmessgerät oder durch den Hausarzt erfolgen.

In dem Fall des Herrn K. liegt demnach eine leichte Hypertonie vor. Diese wird durch folgende Werte definiert: systolisch 140-159 mmHg und diastolisch 90-99 mmHg (Elmadfa, 2020, S.681).

Anhand der Leitlinien der Deutschen Adipositas Gesellschaft und der vorliegenden Daten des Herrn K. wird zu einer Basistherapie für Adipositas geraten. Diese umfasst eine Ernährungs-, Bewegungs- sowie einer Verhaltenstherapie (Hahn et al., 2016, S.763).

Weil Herr K. einen sehr hohen BMI, eine familiäre Disposition, beruflichen Stress und häufige Kopfschmerzen aufweist, ist es wichtig, dass das Behandlungsprogramm auch im Alltag umgesetzt werden kann. Deshalb ist ein multimodales auf den Patienten zugeschnittenes Therapiekonzept anzustreben (ebd., S.761). Dabei muss eine mäßige Gewichtssenkung um 5-10% und eine langfristige Gewichtsstabilisierung angestrebt werden. Damit kein Rückfall in alte Lebensgewohnheiten oder auch Begleiterscheinungen einer Gewichtsreduktion auftreten können ist darauf zu achten das die Gewichtssenkung auf den Patienten abgestimmt und gesundheitlich unbedenklich ist (ebd., S.761). Unerwünschte Begleiteffekte einer Gewichtsreduktion sind z.B. Gallensteinerkrankungen oder auch Osteoporose (ebd., S.780).

Für die langsame Gewichtsreduktion, die Ernährungsumstellung und das Therapiekonzept, was beim Fall des Herrn K. für eine Verbesserung seiner Lebensqualität jetzt im Vordergrund steht, werden zur weiteren Berechnung und Einstellung der Ernährung noch der Grundumsatz sowie die Gesamtenergie benötigt.

Der Grundumsatz oder auch Ruheenergieumsatz gibt dabei an welche Energie der Körper in Ruhe in 24 Stunden benötigt, um alle Lebensnotwendigen Körperfunktion aufrechtzuerhalten wie z.B. die Atmung oder auch der Herzschlag (Baab, 2020). Der Gesamt- bzw. Leistungsumsatz beinhaltet neben dem Grundumsatz noch die benötigte Energie, die durch körperliche Bewegung oder auch durch die Arbeit entsteht (Medlexi, 2021).

Das Therapieziel sollte persönlich auf Herrn K. zugeschnitten werden, d.h. seinen Krankheitsverlauf sowie seine Begleiterkrankungen berücksichtigen. Es sollte angestrebt werden, dass innerhalb von 6-12 Monaten ein Gewichtsreduktion von mindestens 5% bei einem BMI von 25-35 kg/m2 erreicht wird (Luck-Sikorski et al., 2019, S.27).

3   Berechnung des Grundumsatzes und des Gesamtumsatzes in Bezug zu Herrn K.
Der BMI wird mit der Formel: BMI= Körpergewicht [in kg] / Körpergröße² [in m²], berechnet im Falle des Herrn K. entspricht dies einem BMI von 34,8 kg/m². Das Normalgewicht liegt bei einem BMI von 18,5- 24,9 kg/m². Somit würde das angestrebte Gewicht des Herrn K. im Bereich von 54,73 Kg und 73,66 kg liegen bei einem Ausgangsgewicht von 103 kg (ebd., S.20).

Das Ziel beim Herrn K. ist es eine Gewichtsreduktion auf 73,6 kg zu erreichen, somit wäre der BMI bei 24,9 kg/m² und zusätzlich seinen Taillenumfang zu reduzieren mindestens unter <94 cm (ebd., S.21).

Um den richtigen Grundumsatz zu ermitteln wird die Harris- Benedict- Formel herangezogen mit dieser Formel für Männer:

-    Grundumsatz [kcal/24h] = 66,47 + (13,7x angestrebtes Gewicht [kg]) + (5x Körpergröße [cm]) - (6,8x Alter [Jahren])

Nun kann mit dem angestrebten Gewicht was bei 73,6 kg liegt der Grundumsatz und die kcal/ 24 Stunden ermittelt werden:

-    Grundumsatz [kcal/24h] = 66,47 + (13,7x angestrebtes Gewicht [73,6kg]) + (5x Körpergröße [172]) - (6,8x Alter [48]) = 1608,38 kcal/ 24h (Hescuro-Kliniken.de, 2021).

Zusätzlich zum Grundumsatz wird der Gesamt- beziehungsweise Leistungsumsatz benötigt. Dabei wird der Grundumsatz mit dem sogenannten PAL-Wert (engl. Physical Aktivity level = Körperliches Aktivitätsniveau) multipliziert (ebd.).

Im Falle des Herrn K. der sich wenig körperlich bewegt und eine hauptsächlich sitzende Tätigkeit ausübt, wird der PAL-Wert 1,4 herangezogen. Dieser Wert entspricht einer kaum körperlichen Aktivität und daher eher einer sitzenden Aktivität:

-    Gesamtumsatz = Grundumsatz x PAL-Wert
-    Gesamtumsatz =1608,39 kcal/24h x 1,4 = 2251,7 kcal/24 h (ebd.).

Um das Körpergewicht des Herrn K. zu reduzieren, wird eine Reduktionskost mit einem Energiedefizit von etwa -500 kcal/ Tag empfohlen, damit eine möglichst schonende und stabile Gewichtsabnahme gewährleistet ist. So wäre eine Gewichtsabnahme von circa 0,5 kg / Woche über einen Zeitraum von 12- 24 Wochen möglich:

- Gesamtumsatz – Reduktionskost = Persönliche Gesamtenergie von Herrn K.
- 2251,7 kcal / Tag – 500 kcal / Tag = 1751,7 kcal / Tag (Wirth et al., 2014).

3.1 Empfohlene Ernährung und Kalorienaufnahme

Im Falle des Herrn K. wurde eine Senkung der Energiezufuhr veranlasst, um eine negative Energiebilanz zu erreichen (Hahn et al., 2016, S. 763).

Für eine langfristige Gewichtsabnahme sowie eine Stabilisierung des Gewichtes ist eine ballaststoffreiche und energiereduzierte Mischkost besonders gut geeignet (ebd., S.764). Dabei werden alle notwendigen Grundlagen einer vollwertigen Ernährung vermittelt die für eine Erhaltung des Gesundheitsstatus sowie das Erreichen des Zielgewichts essenziell ist. (ebd.).

Die energiereduzierte Mischkost umfasst eine hauptsächlich pflanzliche Ernährung mit Gemüse, Obst, vielen Vollkornprodukten, Hülsenfrüchte sowie geringe Mengen an Fisch, Geflügel und magerem Fleisch (ebd.).

Die Ballaststoffzufuhr sollte ca. bei 30-40g am Tag liegen (Heseker & Heseker, 2021, S.8).

Die Fettauswahl sollte verändert und reduziert werden durch z.b. pflanzliche Fette anstelle von tierischen Fetten bei der Speisezubereitung oder mageres Fleisch oder auch Fisch anstelle von fettem Fleisch, Käse- und Wurstwaren. Eine verbesserte Fettzusammensetzung kann signifikant dazu beitragen Übergewicht zu verhindern (ebd., S.13). Dabei sollte das Fett ca. 30% der Gesamtenergie ausmachen was einer täglichen Fettaufnahme von 80-90g entspricht (ebd., S.7). Die aufgenommenen Fette sollten in etwa zu je einem drittel aus gesättigten, einfach sowie mehrfach ungesättigten Fettsäuren bestehen dabei sollten die gesättigten Fettsäuren nicht mehr als 10% der Gesamtenergiezufuhr ausmachen. Gesättigte Fettsäuren kommen hauptsächlich in fetthaltigen Milchprodukten, fetten Fleischwaren und fettreichen Snacks vor (ebd.).

Die empfohlene Zufuhr für Protein liegt bei 0,8g Protein / kg Körpergewicht pro Tag und entspricht einer Zufuhr von Protein von ca. 57- 67g / Tag (Deutsche Gesellschaft für Ernährung [DGE] e.V., 2017).

4 Ernährungsplan

Die Energiezufuhr, die für Herrn K. ermittelt wurde, liegt bei 1751,7 kcal / Tag diese werden auf 3 tägliche Mahlzeiten aufgeteilt. Auf Zwischenmahlzeiten wird verzichtet Naschereien werden zu den angegebenen Hauptmahlzeiten verzehrt (Todesko, S.6).

Somit verteilen sich die 1751,7 kcal / Tag auf 3 Mahlzeiten zu je 583,9 kcal pro Mahlzeit. Dabei sollte der Fettanteil nicht mehr als 523,75 kcal am Tag ausmachen (< 30%) und der Proteinanteil sollte ca. 350,34 kcal am Tag betragen (ca. 20%), die restlichen 50% bestehen aus Kohlenhydraten, was ungefähr 875,85 kcal pro Tag entspricht. Zusätzlich ist bei der Ernährung zu beachten, dass mindestens 2,5 Liter Flüssigkeit zu sich genommen wird. Dies sollte in Form von Wasser oder ungesüßtem Tee über den gesamten Tag verteilt getrunken werden. Der 1-tägige Ernährungsplan für Herrn K. würde folgendermaßen aussehen:

- *Frühstück Mahlzeit 1*: Besteht aus einem Haferflocken- Porridge mit Milch 1,5%, frischen Heidelbeeren, Wallnüsse, Leinsamen und einem Esslöffel Honig diese Mahlzeit beinhalten 530,7 kcal
- *Mittagessen Mahlzeit 2*: Beinhaltet ein Pasta Gericht aus Vollkornnudeln mit Tomatensauce und frischen Brokkoli und Champignons dazu ein schonend gegartes Lachssteak. Als Beilage gibt es noch einen frischen Tomatensalat mit Essigmarinade und Zwiebeln. Diese Mahlzeit hat 589,3 kcal.

- *Abendessen Mahlzeit 3*: Zum Abendessen gibt es eine frische Tomatensuppe mit Reiseinlage und Vollkornbrot und als kleines Dessert gibt es noch einen Obstsalat. Diese Mahlzeit beinhaltet 625,5 kcal.

Die genaue Auflistung der Lebensmittel, Mengenangaben sowie deren wichtigsten Nährstoffe befindet sich im Anhang (siehe Anhang, Tabelle 2). Abweichungen oder Schwankungen bei den kcal pro Mahlzeit können vorkommen. Dies ist so lange nicht bedenkenswert, solange die Reduktionskost eingehalten wird. Ernährungspläne werden meistens über mehrere Wochen erstellt und unterliegen dem Ernährungsberater und können durch Ihn gegebenenfalls verändert oder auch angepasst werden.

Herrn K. bekommt zusätzlich von seinem Ernährungsberater die Nährwerttabelle der DGE. Mit den 10 Regeln der DGE für eine Vollwertige Ernährung, der DGE- Lebensmittelpyramide sowie Nährwertangaben zu vielen Lebensmitteln. Dadurch kann sich Herr K. ein viel besseres Bild der Nährstoffe machen und erhält fachgerechte Informationen (Heseker & Heseker, 2021, S.14-16).

4.1 Bewegungs- und Verhaltenstherapie

Ein wichtiger Teil der konservativen multimodalen Therapie, ist die Bewegungs- und Verhaltenstherapie, die neben der Ernährungstherapie einer der drei Grundpfeiler der Basistherapie darstellen (Klein et al., 2016, S.74). Das Hauptziel der Bewegungstherapie ist es, eine Steigerung des Energieverbrauches und somit eine negative Energiebilanz zu erreichen (ebd., S.79).

Herrn K. wird geraten sich mehr körperlich zu Bewegen und täglich spazieren zu gehen, sowie seiner Frau bei der Gartenarbeit zu helfen. Es wird ihm vorgeschlagen 2–3-mal die Woche ins Schwimmbad zugehen und sich dort körperlich zu betätigen, denn Schwimmen aktiviert viele Muskelbereiche und dieses vor allem schonend für die Gelenke. Falls Herr K. nicht so gerne ins Schwimmbad gehen mag, kann er sich auch eine Aktivität suche, die ihm Spaß und Freude bereitet.

Für eine Gewichtsabnahme ist es wichtig, neben der Reduktionskost mit verringerter Energiezufuhr, wichtig eine Steigerung des Energieumsatzes, um circa 2500 kcal pro Woche zu erreichen. Dies entspricht etwa 5 Stunden zusätzlicher körperlicher Aktivität mit moderater Intensität (Hahn et al., 2016, S.771). Zudem wird Herr K. empfohlen, dass Rauchen zu verringern oder sogar aufzugeben sowie seinen Alkoholkonsum am Abend zu reduzieren oder auf alkoholfreies Bier zu wechseln.

Laut der D-A-CH Referenzwerte von 2017 sind für einen Mann die Zufuhr von 20g Alkohol als gesundheitlich verträglich zu betrachten (Elmadfa, 2020, S.242). Die Alkoholmenge lässt sich auch selbst ganz einfach berechnen, somit hätte Herr K. ganz schnell einen Überblick und müsste nicht gänzlich auf Alkohol verzichten. Für die Formel benötigt man lediglich die Milliliter Anzahl den Alkoholgehalt in Volumenprozent und zusätzlich hat Alkohol ein Gewicht von 0,8 Gramm pro Milliliter: (Hopfenseidank.de, 2021).

- Milliliter x (Volumenprozent: 100) x 0,8 = Alkoholgehalt in Gramm

20g reiner Alkohol entsprechen dabei einer Flasche Bier mit 500 Milliliter und 5 Volumenprozent (ebd.).

Alle Gewohnheiten zu ändern wäre vermutlich eine Überforderung für Herr K. und würde bei ihm nur noch mehr Stress auslösen. Wenn Herr K. sich an die Ernährungsumstellung, an die Bewegungstherapie und zumindest Teile seines Verhaltens ändern würde, würde sich auch sein persönliches Stresslevel reduzieren und somit sein allgemeines Wohlbefinden deutlich verbessern. Dennoch sollte Herr K. beachten, sich aktiv mit seinem jetzigen Lebensstil auseinander zu setzen, um nicht in den nächsten Jahren seine Gesundheit weiter zu gefährden.

4.1.1 Hypertonie

Um eine Hypertonie zu vermeiden oder gering zu halten ist es wichtig auf folgende Dinge zu achten. In Bezug auf den Ernährungsplan sowie für die Verhaltenstherapie wird Herrn K. geraten seine Kochsalzzufuhr auf < 5 Gramm pro Tag zu begrenzen sowie die Gewichtsnormalisierung als primäres Ziel zu verfolgen. (Hauner et al., 2019, S.395).

Das kann dadurch erreicht werden, dass das Salzen der Mahlzeiten eingeschränkt und auf stark gesalzene verarbeitete Lebensmittel verzichtet wird.

Neben der Salzzufuhr hat Alkohol und Rauchen eine blutdrucksteigende Wirkung und sollten im besten Fall ebenfalls gemieden werden (ebd.).

Die Einhaltung der energiereduzierten Mischkost auf Basis einer vollwertigen Ernährung, die für Herrn K. vorgeschlagen wurde, kann schon allein für eine Senkung erhöhter Blutdruckwerte sorgen (ebd.).

4.1.2 Hypertriglyceridämie

Aufgrund dessen das Herr K. erhöhte Triglycerid Werte von 2,0 mmol/L aufweist liegt eine Hypertriglyceridämie vor, was eine Störung des Fettstoffwechsels ist (Hauner et al., 2019, S.394). Eine Fettreduktion sowie eine Ballaststoffreiche Ernährung besonders lösliche Ballaststoffe wie Pektin senken die LDL- Konzentration. Die DGE empfiehlt eine Begrenzung von 300mg / Tag an Cholesterin was bei einer Vollkost nach DGE-Richtlinien problemlos eingehalten wird (ebd.). Besonders wichtig wäre der konsequente Verzicht auf Alkohol, eine Senkung der Zufuhr von Transfettsäuren und eine Steigerung der körperlichen Aktivität, was zu einer Steigerung der HDL-Cholesterin Konzentration führt (ebd.).

4.1.3 Hyperurikämie und Gicht

Eine Hyperurikämie ist eine Erhöhung des Harnsäurespiegels im Blut, dass zu Harnsäureablagerungen im Gewebe und zu Gichtophil sowie Urat steinen in den ableitenden Harnwegen führt (Hauner et al., 2019, S.394). Die Gicht wird definiert als Manifestation einer Hyperurikämie mit einer Urat Ausfällung in den Gelenken (doccheck.com,2023). Da im Falle des Herrn K. noch die nötigen Auswertungen fehlen, um eine Hyperurikämie festzustellen, wäre laut DGE anzuraten eine Gewichtsreduktion sowie der Verzicht auf Alkohol anzustreben. Auch alkoholfreies Bier enthält purinreiche Hefen und sollte daher vermieden werden (Hauner et al., 2019, S.395). Purine werden im Körper zu Harnsäure abgebaut. Falls der Körper bei zu hohem Puringehalt und daraus anschließender erhöhten Harnsäurekonzentration dies nicht ausscheiden kann, entstehen Harnsäurekristalle und es kann zu einem Gichtanfall kommen (Gichtinfo.de, 2023).

5   Fazit

Der gesundheitliche Zustand des Herrn K. kann zum Schluss dieser Fallstudie nur eingeschätzt werden, denn um eine genaue Aussage zu machen, ob ein Metabolisches Syndrom vorliegt, fehlen einige laborchemische Parameter. Dennoch steht fest, dass Herr K. Adipositas Grad 1 hat und einen erhöhten Taillenumfang. Hier steht auf jeden Fall eine Gewichtsreduktion im Vordergrund, die anhand eines beispielhaften 1-tägigen Ernährungsplans und auf Basis einer Reduktionskost in dieser Fallstudie aufgezeigt wurde.

Ebenso wichtig, wie die Änderung der Ernährungsweise, ist eine Veränderung des Lebensstils. Hierzu wäre mehr körperlicher Aktivität, die Einschränkung des Alkoholkonsums und des Rauchens notwendig. Wenn Herr K. diese Änderungen umsetzen könnte, dann würden dementsprechend schon positive Effekte bezüglich des erhöhten Blutdruckes, des Gewichts sowie seinen erhöhten Triglycerid werten entstehen.

Eine gesunde ausgewogene Ernährung und viel Bewegung im Alltag sind ebenfalls gute Faktoren, um Stress abzubauen. Falls Herr K. an seiner aktuellen Situation nichts ändert, würde er in den nächsten Jahren mit einem viel schlimmeren Krankheitsbild konfrontiert werden.
Dementsprechend ist es ausgesprochen wichtig, dass Herr K. seine Situation versteht. Nur wenn er versteht, in welcher gesundheitlichen Gefahr er sich befindet und was das für sein weiteres Leben bedeuten kann, ist davon auszugehen, dass Herr K. diese weitreichenden Änderungen seines Lebensstils akzeptiert und nachhaltig durchführen kann. Die Ernährungsumstellung mit Gewichtsreduktion, sowie die erforderlichen körperlichen Aktivitäten, die vor allem am Anfang viel Anstrengung bedeuten, als auch der Verzicht auf die Genussmittel, wie Alkohol und Rauchen, sind einschneidende Veränderungen, die nur bei guter Motivation erfolgreich gelingen können.

Mir erscheint es außerdem wichtig, sein persönliches Umfeld (z.B. seine Frau) als stabilisierende und unterstützenden Faktor für die Durchführung dieser weitreichenden Veränderungen zu berücksichtigen. Auch dies kann nur mit dem Einverständnis von Herrn K. geschehen.
Gegebenenfalls ist auch eine klinische Unterstützung notwendig. Dies ist in der Entwicklung abzuwarten.

III. Literaturverzeichnis

Baab, K. (10.01.2020). Grundumsatz: Was bedeutet das? Utopia

https://utopia.de/ratgeber/grundumsatz-was-bedeutet-das/

Berg, A., Bischoff, S., Colombo-Benkman, M., Ellrott, T., Hauner, H., Heintze, C., Kanthak, U., Kunze, D., Stefan, N., Teufel, M., Wabitsch, M. & Wirth, A. (2014). Deutsche Adipositas Gesellschaft (DAG)- Interdisziplinäre Leitlinien der Qualität S3 Prävention und Therapie der Adipositas.

https://register.awmf.org/assets/guidelines/050-
001l_S3_Adipositas_Pr%C3%A4vention_Therapie_2014-11-abgelaufen.pdf

Berufsverband Deutscher Internistinnen und Internisten (BDI) e.V. (2022). Was ist ein Metabolisches Syndrom?

https://www.internisten-im-netz.de/krankheiten/metabolisches-syndrom/was-ist-ein-metabolisches-syndrom.html

Deutsches Diabetes- Zentrum an der Heinrich- Heine- Universität (2019). Albuminurie. Ein wichtiger Risikomarker bei Diabetes mellitus.

https://www.diabetes-deutschland.de/archiv/archiv_5474.htm

Deutsche Gesellschaft für Ernährung e.V. (Hrsg.) (2017). Wieviel Protein brauchen wir? DGE veröffentlicht neue Referenzwerte für Protein.

https://www.dge.de/uploads/media/DGE-Pressemeldung-aktuell-08-2017-Referenzwert-Protein.pdf

Diabetes.Help (2021). Nüchternblutzucker. Welcher Wert ist normal?

https://www.diabetes.help/blutzuckerwerte/nuechternwert/

DocCheck Medical Service GmbH (2023). Gicht- DocCheck Flexikon.

https://flexikon.doccheck.com/de/Gicht

Elmadfa, I. (2020). Ernährung des Menschen (6. Aufl.). Eugen-Ulmer- Verlag Stuttgart.

https://elibrary.utb.de/doi/book/10.36198/9783838587486

Gichtinfo.de (2023). Purine und Harnsäure.

https://www.gichtinfo.de/was-ist-gicht/purin-und-harnsaeure

Groeneveld, M. (2019). Ernährungsanamnese als Basis der Beratung: Das eigene Ernährungsverhalten reflektieren. Bundeszentrum für Ernährung.

https://www.bzfe.de/ernaehrungsanamnese-als-basis-der-beratung/

Hahn, A., Ströhle, A., Wolters, M., Behrendt, I. & Hahn, D. (2016). Ernährung: Physiologische Grundlagen, Prävention, Therapie (3. Aufl.) Wissenschaftliche Verlagsgesellschaft Stuttgart.

Wolfram, G., Bechthold, A., Boeing, H., Dinter, J., Ellinger, S., Hauner, H., Kroke, A., Leschik-Bonnet, E., Linseisen, J., Lorkowski, S., Schulze, M. & Stehle, P. (2015). Evidenzbasierte Leitlinie. Fettzufuhr und Prävention ausgewählter ernährungsmitbedingter Krankheiten. Deutsche Gesellschaft für Ernährung e.V. Bonn.

Hauner, H., Beyer-Reiners, E., Bischoff, G., Breidenassel, C., Ferschke, M., Gebhardt, A., Holzapfel, C., Lambeck, A., Meteling-Eeken, M., Paul, C., Rubin, D., Schütz, T., Volker, D., Wechsler, J., Wolfram, G. & Adam, O. (2019). Leitfaden Ernährungstherapie in Klinik und Praxis (LEKuP). Aktuelle Ernährungsmedizin, 44(06).

https://www.thieme-connect.de/products/ejournals/abstract/10.1055/a-1030-5207

Heseker, H. & Heseker, B. (2021). Die Nährwerttabelle (7. Aufl.). Umschau Zeitschriftenverlag.

Hescuro-kliniken (2021). Grundumsatz berechnen. Kalorienrechner und Kalorienverbrauch.

https://www.hescuro.de/ernaehrung/grundumsatz-berechnen/#berechnung

Hopfenseidank.de (2021). Der Alkoholgehalt von Bier. Wie viel Alkohol ist in Bier?

https://hopfenseidank.de/magazin/bierwissen/alkoholgehalt/

Klein, S., Krupa, S., Behrendt, S., Pulst, A. & Bless, H. (2016). Weissbuch Adipositas. Medizinisch Wissenschaftliche Verlagsgesellschaft.

https://www.adipositaszentrum-winsen.de/wp-content/uploads/2016/10/weissbuch_adipositas_e-book_v02_an_jj_iges.pdf

Luck-Sikorski, C., Sänger, S. & Blüher, M. (2019). Patientenleitlinien zur Diagnose und Behandlung der Adipositas.

https://register.awmf.org/assets/guidelines/050-001p_S3_Adipositas_Pr%C3%A4vention_Therapie_2019-01.pdf

MedLexi.de (2021). Gesamtumsatz. Was ist der Gesamtumsatz?

https://medlexi.de/Gesamtumsatz

Seifried, A. (2020). Ernährungsberatung. Der Anamnesebogen. Academy of Sports.
https://www.academyofsports.de/de/magazin-beitraege/ernaehrungsberatung-der-anamnesebogen/

Silber, S. (2022). Wirklich gesund? So bestimmt man das persönliche Kardiovaskuläre Risiko. MMW, Fortschritte der Medizin, 164 (13), 32-37.
https://www.springermedizin.de/herzinfarkt/herz-kreislauf-erkrankungen-in-der-hausarztpraxis/wirklich-gesund-so-bestimmt-man-das-persoenliche-kardiovaskulaer/23256112?fulltextView=true&doi=10.1007%2Fs15006-022-1176-5

Todesko, N. (n.d.). Ernährung bei Übergewicht und Adipositas. Fachklinik-allgaeu.de.
https://www.fachklinik-allgaeu.de/fileadmin/user_upload/Downloads/Ernaehrungsberatung/BI_UebergewichtundAdipositas.pdf

Universitätsmedizin Leipzig IFB Adipositas Erkrankungen (2014). Übergewicht kann Niere belasten. Neue Erkenntnisse der Nierenbelastung bei Übergewicht.
https://www.ifb-adipositas.de/blog/2014-03-11-uebergewicht-kann-nieren-belasten

Wirth, A., Wabitsch, M. & Hauner, H. (2014). Prävention und Therapie der Adipositas. Deutsches Ärzteblatt.
https://www.aerzteblatt.de/archiv/162761/Praevention-und-Therapie-der-Adipositas

IV.   Anhänge

Tabelle 2: beispielhafter 1- tägiger Ernährungsplan

Wasser, ungesüßter Tee, Kaffee ohne Milch und Zucker: Täglich mindestens 2,5 L über den Tag verteilt Trinken									
Mahlzeit	Lebensmittel	Menge	Energie	Eiweiß (4 kcal/g)	Fett (9 Kcal/g)	Kohlenhydrate (4 kcal/g)	Ballaststoffe (2 kcal/g)	Salz	Cholesterin
		In g	In kcal	In g	In g	In g	In g	In g	in mg
Frühstück Haferflocken- Porridge	Haferflocken,	100	373	13,2	6,7	59,5	9,7	0	0
	Heidelbeeren,	50	23	0,3	0,3	3	2,5	0	0
	Wallnüsse,	10	72,3	1,6	7,1	0,6	0,5	0	0
	Honig,	3	9,2	0	0	2,3	0	0	0
	Leinsamen,	5	24,4	1,1	1,8	0,4	1,1	0	0
	Kuh-Milch 1,5%	60	28,8	2	1	2,9	0	0,1	2,4
Summe		**228**	**530,7**	**18,3**	**16,8**	**68,7**	**13,7**	**0,1**	**2,4**
Mittagessen	Vollkornnudeln mit Tomatensauce,	250	317,5	11,1	13,7	34,1	6	0,5	87,5
	Lachs gegart,	170	171,7	34,8	3,4	0	0	0,2	147,9
	Brokkoli gekocht,	70	18,9	2	0,1	1,4	1,9	0	0
	Champignons gegart,	70	18,2	3	0,2	1,4	1,9	0	0
	Tomatensalat mit Essigmarinade und Zwiebeln	90	63	0,8	5,1	2,7	1	0,6	0
Summe		**650**	**589,3**	**51,7**	**22,6**	**38,7**	**10,4**	**1,4**	**235,4**
Abendessen	Tomatensuppe mit Reis,	300	240	4	16,3	17,5	2,9	1	27
	Roggenvollkornbrot,	100	213	7,3	1,2	38,7	8,1	0,8	0
	Obstsalat	100	172,5	1,8	0,7	35,4	6,3	0	0
Summe		**500**	**625,5**	**13,1**	**18,2**	**91,8**	**17,2**	**1,8**	**27**
Tagessumme			1745,4	83,1	57,6	199,1	41,3	3,3	264,8
Total Zufuhr in Kcal				332,4	518,4	796,4	82,6		
Tagesbedarf			1752,8						
Referenzwerte der DGE				Max. 20% Max. 350,57 kcal	<30% < 525,69 kcal	≈ 50% ≈ 876,4 kcal	≈30-40g / tag	<5g	Max. 300mg
Differenz				+7,4 kcal	+18,17 kcal	+7,29 kcal	+80 kcal	+1,3 g	+1,7	+35,2 mg

Quelle: Eigene Darstellung und mithilfe der Snics- Ernährungssoftware

Quelle: DGE- Referenzwerte, Heseker & Heseker, 2021, S.7-9